福島小児甲状腺がんの「通常発症」と「被ばく発症」

宗川 吉汪●著

SOKAWA YOSHIHIRO

文理閣

はじめに

　2017年3月に『福島甲状腺がんの被ばく発症』（文理閣）を出版した [1]。本書はその続編である。

　前書で、福島の小児甲状腺がん発症に原発事故が影響していることを主に検査2巡目（1回目本格検査）の解析から示した。原発事故後の甲状腺がんの新規罹患率が避難地域を含む高線量地域（13市町村）で最も高く、次が中通りなどの中線量地域（12市町村）、そしてその次が避難地域以外の浜通りと会津地区の低線量地域（34市町村）であった。罹患率に放射線量に基づく明らかな地域差があったことから、以下の図を示して、福島における小児甲状腺がんの発症に原発事故が影響していると結論した（図1）。

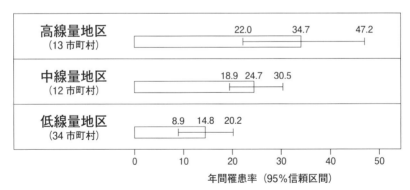

図1　検査2巡目（1回目本格検査）における3地域の小児甲状腺がん年間罹患率

年間罹患率は、1年間で、受診者10万人あたり新たに発症した患者数を表す。図中のバーは95%信頼区間を示す。避難地域の13市町村、中通りの12市町村、その他の地域の34市町村については11ページ表1を参照。

　しかしながら、前書では、検査１巡目（先行検査）における「被ばく発症」の程度を見積もることができなかった。甲状腺検査が原発事故後に行われたため、事故前に福島県で小児・若年の甲状腺がんがどの程度発生していたかについての確かな情報がなかったからである。

　福島原発事故を受けて始まった小児・若年の甲状腺検査は極めて感度の高い超音波（エコー）を用いた集団検診であった⁽²⁾。そのため無自覚性の甲状腺がんが多数発見されたとしても不思議ではない。問題は、各検査で見つかった甲状腺がんの中に事故とは無関係の「通常発症」がどのくらい含まれていたかの見積もりである。

　本書の目的は、福島県における小児・若年の甲状腺がんの「通常発症」の程度を明らかにすることによって原発事故による「被ばく発症」の程度を推定することである。

福島小児甲状腺がんの「通常発症」と「被ばく発症」◉目次

第**1**章
福島小児甲状腺検査の衝撃

　1986年に起きたチェルノブイリ原発事故で小児甲状腺がんが多発した[3, 4]。この事故では、放出した放射能によって甲状腺がん以外にも多くの健康被害が発生した[5]。しかしながら、国際原子力機関（IAEA）などが事故との関連性を認めたのは小児甲状腺がんだけであった。2011年3月の東京電力福島第一原発事故を受けて、福島県と福島県立医大が、事故当時0歳〜18歳の福島県民37万人〜38万人を対象に甲状腺検査を行うことを決定したのは当然の成り行きであった[2, 6]。

　福島県は、「県民健康調査」検討委員会（以下、検討委員会と略）を立ち上げ、第1回委員会が2011年5月27日に開催された（これまでの検討委員会の議事録や資料は引用文献7を参照）。また、第12回検討委員会（2013年8月20日開催）で、委員会の内部部会として「甲状腺検査評価部会」の設置が決められた（以下、評価部会と略）（これまでの評価部会の議事録や資料は引用文献8を参照）。

　1巡目の検査が2011年10月から2014年3月にかけて行われた。この検査は、その目的が事故前の甲状腺がんの罹患状況を知ることにあったことから「先行検査」とよばれた。当初、3年程度では事故の影響は出ないだろうと思われていたからである。また当時、小児・若年の甲状腺がんの発生は年間100万人あたり数人と言われていた。ところが、先行検査で115人もの甲状腺がん患者が見つかった。この結果はまったく予想外であった。二通りの可能性が考えられた。

　①原発事故の放射線によって小児甲状腺がんが多発した（被ばく多発説）。

　②大規模スクリーニングで小児甲状腺がんが多数発見された（スク

リーニング多発見説）。

　津田らの岡山大学グループは、国立がん研究センター公表の0〜19歳の甲状腺がん発生率である年間100万人当たり3人と、平均有病期間4年の設定から計算して、原発事故によって30倍もの甲状腺がんの多発があったと報告した[9, 10]。つまり、先行検査で発見された甲状腺がんのほとんどが原発事故による「被ばく発症」による、としたのである（被ばく多発説）。

　一方、検討委員会は、がん統計のこれまでの結果に比べて数十倍もの甲状腺がんが発見されたが、しかしこれらは原発事故の影響とは考え難いとする「中間とりまとめ」を2016年3月に発表した[11]。その理由として、被ばく線量が低い、被ばく期間が短い、事故当時5歳以下には見つからない、地域別の発見率に差がない、などを挙げた。つまり、先行検査で発見された甲状腺がんは、原発事故とは無関係の「通常発症」である、というわけである（スクリーニング多発見説）。

　問題の焦点は「通常発症」の見積もりにある。被ばく多発説は、原発事故前の福島で、小児・若年の甲状腺がんの「通常発症」はごく稀であった、としている。一方、スクリーニング多発見説は検査で発見された甲状腺がんのすべては「通常発症」による、としている。どちらが正しいのか。あるいはどちらも誤っているのか。

　甲状腺がんの主な症状は、全頸部腫瘤（喉に腫れものができる）、嗄声（しゃがれた声）、嚥下障害（のみ込みにくい）などである。従来は、これらの自覚症状があってあるいは他の病気で病院やクリニックを訪ね、診断を受け、その結果として甲状腺がんが発見されていた。成人の甲状腺がんには自覚症状のない場合が多くあることが知られている[12, 13, 14]。

　しかしながら小児・若年の甲状腺がんはまれな病気で、年間100万人に数人しか発生しないと言われていた。無自覚性の小児・若年の甲状腺がんがどの程度存在するのかについてのデータは報告されていなかっ

た。そこで、本書では、福島の甲状腺検査の結果をもとに原発事故前の福島の小児甲状腺がんの「通常発症」の頻度の解析を試みた。「被ばく発症」は検査で発見された甲状腺がんの総数と「通常発症」の差から求められるはずである。

第2章
福島甲状腺検査の概要

　福島の小児・若年の甲状腺がんの「通常発症」の程度を解析するにあたり、原発事故後に行われた福島県の甲状腺検査の概要を以下に示す（第23回検討委員会配布資料 2-1、2-2 参照 [7]）。

検査対象者

　1巡目甲状腺検査は、原発事故当時18歳以下の福島県民全員約37万人を対象者とした。2巡目検査からは2011年度に生まれた約1万人を追加し38万人を対象者とした。

検査の地域分け

　甲状腺検査にあたって、事故により放出された放射線量に応じて福島県内を4地区に分け、放射線量の高い地域から順に検査が実施された。

　地区分けは以下のようになされた。本書では便宜上それぞれを A 地区、B 地区、C 地区、D 地区とした（表1、図2）。

　A 地区：最高線量地域の避難区域 13 市町村

　B 地区：高線量地域の中通り 12 市町村

　C 地区：中線量地域で AB 地区以外の浜通り 3 市町と中通り 14 市町村

　D 地区：低線量地域の会津地方 17 市町村

表 1　検査の 4 区域

A地区（避難区域13市町村）：南相馬市、広野町、楢葉町、富岡町、川内村、大熊町、双葉町、浪江町、葛尾村、飯舘村（以上、浜通り）、伊達市、川俣町、田村市（以上、中通り）

B地区（A地区以外の中通り12市町村）：福島市、郡山市、白河市、二本松市、本宮市、桑折町、国見町、大玉村、天栄村、西郷村、泉崎村、三春町

C地区（A地区以外の浜通り3市町＋B地区以外の中通り14市町村）：いわき市、相馬市、新地町（以上、浜通り）、鏡石町、須賀川市、中島村、矢吹町、棚倉町、矢祭町、塙町、鮫川村、石川町、玉川村、平田村、浅川町、古殿町、小野町（以上、中通り）

D地区（会津地方）：会津若松市、喜多方市、下郷町、檜枝岐村、只見町、南会津町、北塩原村、西会津町、磐梯町、猪苗代町、会津坂下町、湯川村、柳津町、三島町、金山町、昭和村、会津美里町

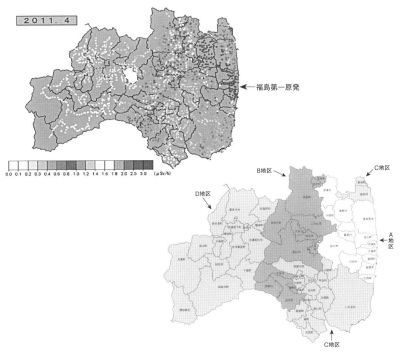

図2　検査の 4 区域

放出された放射線量[15]（上図）と検査の地域分け（下図）。

検査スケジュール

　1巡目検査が 2011 年 10 月から 2014 年 3 月にかけて行われた。この検査は、当初、その目的が事故前の甲状腺がんの発症状況を知ることであったことから「先行検査」とよばれ、2011 年 10 月から 2012 年 3 月に放射線量の最も高い A 地区から開始された。ついで 2012 年 4 月から 2013 年 3 月に B 地区、最後に 2013 年 4 月から 2014 年 3 月に C 地区と D 地区の順で検査が行われた。

　「先行検査」に続いて 2 年ごとに「本格検査」が行われた。初めの年度に AB 地区、次の年度に CD 地区の順に実施された。当初の目論見では、もし甲状腺がんの発症に事故の影響があったら「本格検査」でわかるだろう、ということであった。

　1回目本格検査（2巡目検査）が 2014 年度と 2015 年度に、2回目本格検査（3巡目検査）が 2016 年度と 2017 年度に行われた。

　3回目本格検査（4巡目検査）から、18 歳以下は A ～ D 地区の順に実施されたが、19 歳以上は地区の順の枠組みをなくして年齢ごとに行われるようになった。さらに 25 歳以上では 5 年ごとの節目健診が実施されることになった。これまでの甲状腺検査の行程表を図 3 に示した。本書では 4 巡目検査までの結果を解析した。

甲状腺がんの検出

　甲状腺検査は、超音波（エコー）検査と呼ばれる高性能の超音波画像診断装置を使って行われている。検査で甲状腺に 5.1㎜ 以上の大きさの結節（細胞のかたまり）や 20.1㎜ 以上ののう胞（液体のたまった袋状のもの）が見つかった場合、穿刺吸引細胞診が行われる。結節やのう胞に細い針を刺して細胞を採取し、がん細胞の有無を検査する。疑わしい細胞が見つかった場合に"悪性または悪性疑い"と診断され、外科手術の

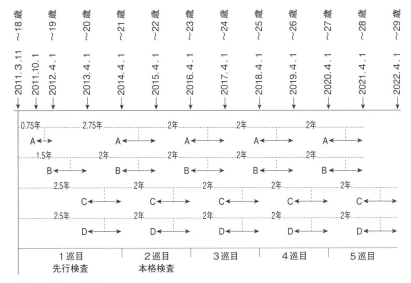

| | ~18歳 | ~19歳 | ~20歳 | ~21歳 | ~22歳 | ~23歳 | ~24歳 | ~25歳 | ~26歳 | ~27歳 | ~28歳 | ~29歳 |
| 2011.3.11 | 2011.10.1 | 2012.4.1 | 2013.4.1 | 2014.4.1 | 2015.4.1 | 2016.4.1 | 2017.4.1 | 2018.4.1 | 2019.4.1 | 2020.4.1 | 2021.4.1 | 2022.4.1 |

図3　検査の行程表

検査間隔(年)を点線上に示した。表の上段に検査対象者の最高年齢を示した。
4巡目検査から25歳節目検査が開始された。

対象になる。

　甲状腺がんの最終診断は手術の際の病理解剖まで待たなければならないが、穿刺吸引細胞診が極めて確度の高い検査であることは以下の事実から明らかになっている。

　2011年度から2022年度までの検査で"悪性または悪性疑い"と診断された人は274人で、すでに手術を受けた人は220人である。そのうち病理解剖による最終診断で良性と診断されたのは1例だけで、あとはすべて悪性であった。それゆえ本書では細胞診で"悪性または悪性疑い"と診断された人を"甲状腺がん患者"とした。ちなみに、悪性の219例の内訳は、乳頭がん216、低分化がん1、濾胞がん1、その他の甲状腺がん1であった。

小児甲状腺がん患者

　発がん（がんの発生）とは、遺伝子（DNA）変異によって、正常細胞ががん細胞（悪性腫瘍）に変化することである。がん細胞は正常細胞と違って増殖制御が効かず無限増殖する。小児甲状腺がんの発生メカニズムは未だ解明されていないが、いくつかの標的遺伝子が同定されている[16]。放射線照射によって遺伝子（DNA）が変異することはよく知られている。

　小児甲状腺がんを発症した"患者"を本書では福島甲状腺検査の基準を適用して以下のように定義する。すなわち、甲状腺に5.1mm以上の大きさの悪性の結節あるいは20.1mm以上の悪性ののう胞が発見された人を"患者"と呼ぶ。患者が甲状腺がん特有の自覚症状を訴えることは稀で、多くの場合、無症状で経過する。実際、今回の福島で甲状腺がんの見つかった人のほとんど全部は自覚症状がなかった[17]。本書では、自覚症状のあるなしにかかわらず、上の定義に従って発病した人を甲状腺がん"患者"とした。

甲状腺がん罹患率

　本書では甲状腺がん罹患率を以下のように定義した。すなわち、検査時点で発見された患者の数を受診者数あたりにした値と定義し、受診者10万人あたりの患者数で表記する。

　先行検査で発見された患者の中には事故前に発症していた人と事故後に発症した人がいるはずである。事故前に発症した人は事故とは無関係の「通常発症」患者である。事故後に発症した人の中には「通常発症」患者の他に事故の影響を受けた「被ばく発症」患者がいる。「被ばく発症」の存在についてはすでに前書で明らかにした[1]。

　本書の第1の目的は、事故前の「通常発症」の罹患率を求めることで

ある。この罹患率から事故後の「通常発症」の罹患率を推定することができる。

　先行検査の後の本格検査で発見された患者は、本格検査の期間内で新たに発症した患者である。この中には「通常発症」と「被ばく発症」の両方の患者が含まれている。本格検査の罹患率は「通常発症」の罹患率より大きいはずであり、その差が「被ばく発症」ということになる。

　本書の第 2 の目的は、事故後の「被ばく発症」の罹患率を求めることである。

第3章
検査1巡目から4巡目までの結果

　福島甲状腺検査の結果は、検討委員会の報告から知ることができる[7]。これまでの検査で7歳以下の子どもたちからは甲状腺がん患者が見つからなかった。それゆえ本書では、先行検査では事故時6歳以上を、本格検査では検査時8歳以上を解析の対象者とした。

　表2に、検査1巡目から4巡目までの検査地域、検査年度、受診者数、甲状腺がん患者数ならびに罹患率（受診者10万人あたり患者数）を示した。

　1巡目検査（先行検査）の結果に関して、検討委員会が、「被ばく発症」を否定する論拠の一つにA～D地域の罹患率に大きな差がないことを挙げた[11]。ところが、検査2巡目（1回目本格検査）で4地域の罹患率に明瞭な差が現れた。A地区（最高線量地域の避難地域）で罹患率が最も高く、次いでB地区（高線量地域の中通り）、そしてC地区（中線量地域の浜通り）とD地区（低線量地域の会津地方）の順になっていた（表2の2巡目検査を参照のこと）。この検査2巡目の結果から、筆者は、前著『福島甲状腺がんの被ばく発症』（文理閣）で、福島の小児甲状腺がん発症には原発事故が影響していると結論したのである[1]。

検査2巡目の地域差を否定する評価部会

　福島県立医科大学放射線医学県民健康管理センターも地域差を示す「資料」を第8回評価部会」（2017年11月30日開催）に提出した[18]。検査2巡目（第1回本格検査）で発見された71人の甲状腺がんは、先行検査以降のおよそ2年間で発症したことになる。福島県立医大の「資

表2 1巡目〜4巡目の検査結果

1巡目検査（先行検査）（第23回検討委員会資料）

検査地域	年度	受診者数	患者数	罹患率
A	2011	30.6×10^3	14	45.8
B	2012	98.8×10^3	56	56.7
C	2013	59.7×10^3	33	55.3
D	2013	23.6×10^3	12	50.8
合計		212.7×10^3	115	

2巡目検査（1回目本格検査）（第28回検討委員会資料）

検査地域	年度	受診者数	患者数	罹患率
A	2014	25.9×10^3	17	65.6
B	2014	93.6×10^3	35	37.4
C	2015	63.0×10^3	14	22.2
D	2015	26.3×10^3	5	19.0
合計		208.8×10^3	71	

3巡目検査（2回目本格検査）（第39回検討委員会資料）

検査地域	年度	受診者数	患者数	罹患率
A	2016	21.7×10^3	6	27.6
B	2016	79.2×10^3	7	8.8
C	2017	52.8×10^3	13	24.6
D	2017	22.4×10^3	5	22.3
合計		176.1×10^3	31	

4巡目検査（3回目本格検査）（第44回検討委員会資料）

検査地域	年度	受診者数	患者数	罹患率
A	2018	19.5×10^3	2	10.3
B	2018	73.8×10^3	19	25.7
C	2019	46.4×10^3	12	25.9
D	2019	20.1×10^3	4	19.9
合計		159.8×10^3	37	

料」には1年間10万人あたり甲状腺がんの地域別罹患率が示されていた（表3）（「県立医大資料」）。

表3 「県立医大資料」検査2巡目の小児甲状腺がんの年間罹患率

避難区域	中通り	浜通り	会津地方
21.4人	13.4人	9.9人	7.7人

*年間罹患率は年間10万人あたりの患者数。

　この結果を見て、評価部会は、検査2巡目で発見された甲状腺がんには原発事故の影響が現れている、と結論すると思われた。ところが、「県立医大資料」が提出されてから1年半も経った2019年6月になって放射線被ばくを否定する次のような「部会まとめ」を発表した[19]。

　「地域別の悪性ないし悪性疑いの発見率について、先行検査で地域の差はみられなかったが、性、年齢等を考慮せずに単純に比較した場合に、本格検査（検査2回目）においては、避難区域等13市町村、中通り、浜通り、会津地方の順に高かった。しかし、悪性ないし悪性疑いの発見率には多くの要因が影響していることが想定される」「性・検査時年齢の他、検査実施年度、細胞診実施率、先行検査からの検査間隔、先行検査での細胞診実施の有無など多くの要因が悪性ないし悪性疑いの発見率に影響を及ぼしている」

　このように主張した上で、評価部会は、甲状腺吸収線量として国連科学委員会（UNSCEAR）の推計値に目をつけ、推計線量と甲状腺がんの発見率との関係を見た結果、「線量と甲状腺がん発見率に明らかな関連はみられなかった」「よって、現時点において、甲状腺検査本格検査（検査2回目）に発見された甲状腺がんと放射線被ばくの間の関連は認められない」としたのである。

　しかしながら、国連科学委員会（UNSCEAR）の甲状腺吸収線量はあまりに過小評価で信頼性に乏しい。もともと福島県民の甲状腺中の放射性ヨウ素の直接測定は少なく、放射性物質の大気拡散シミュレーションや地表降下量などから推定したものにすぎない。さらに、性別、年齢、検査年度、検査間隔を調整して解析したというが、いずれの調整でもほとんど同じ結果になり、調整の効果はあまり認められなかった。高線量

でむしろ発症率が下がってしまうケースすらあった。結局、評価部会は、国連科学委員会の甲状腺吸収線量を用いて、地域差が出ないように新たな地域分けをしたにすぎない。

　個々人の放射性ヨウ素甲状腺吸収線量を正確に知らない限り、線量関係を厳密に求めることはできないが、それはいまや不可能である。評価部会は、初めに結論ありきで、適当な地域分けをすることで検査2巡目に見られた地域差を否定したのである [20, 21]。

第4章
原発事故前後の甲状腺がん罹患率の推定

　検査1巡目と2巡目の結果から、原発事故前後の甲状腺がん罹患率の推定を図4に示したような方法で行った。

　横軸は、原点を事故時点にして、事故から検査の1巡目ならびに2巡目にいたる経過時間（年）をとり、縦軸にその時点での罹患率（受診者10万人あたりの患者数）をプロットする。

　1巡目（先行検査）の罹患率（p）は、この検査で発見された患者数から求められる。2巡目（1回目本格検査）の累積罹患率（q）は、検査1巡目で発見された罹患率（受診者10万人あたりの患者数）に検査2巡目で発見された罹患率（受診者10万人あたりの患者数）を加えた数値で

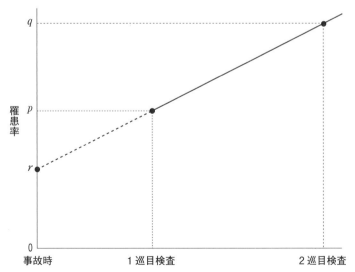

図4　事故時の小児甲状腺がん罹患率の推定

ある。

　1巡目の罹患率（p）と2巡目の累積罹患率（q）の2点を直線で結び、その直線を延長して縦軸に交わる点（r）は、事故時点における罹患率（受診者10万人あたりの患者数）を示す。この値は、事故前の「通常発症」罹患率に相当する。

　また、（$p - r$）は検査1巡目における事故後の罹患率（受診者10万人あたりの患者数）を表し、「通常発症」の他に事故の影響を受けた「被ばく発症」を含む可能性がある。

　また、p と q を結ぶ直線の傾斜から、受診者10万人あたりの年間罹患率を求めることができる。

事故前の「通常発症」患者数の推定

　表4にA、B、C、D各地区の検査1巡目と2巡目について、事故からの経過年、1巡目の罹患率（p）、ならびに2巡目の累積罹患率（q）を示した。

表4　各検査地区における1巡目と2巡目検査の事故からの経過年ならびに罹患率

	1巡目		2巡目	
地区	経過時間 （年）[a]	罹患率（p） 10万人あたり	経過時間 （年）	累積罹患率（q）[b] 10万人あたり
A	0.75	45.8	3.5	111.4（45.8 + 65.6）
B	1.5	56.7	3.5	94.1（56.7 + 37.4）
C	2.5	55.3	4.5	77.5（55.3 + 22.2）
D	2.5	50.8	4.5	69.8（50.8 + 19.0）

a 経過時間（年）は2011年3月から各検査年度の中間点までの期間（年）を示す。
b 2巡目検査の累積罹患率は1巡目検査と2巡目検査のそれぞれで発見された罹患率の和。

　図4に示した方法に従い、原発事故時点（2011年3月）における甲状腺がんの罹患率を推測するために、A、B、C、D各地区の検査1巡目と2巡目について、横軸に事故からの経過年をとり、縦軸にそれぞれ

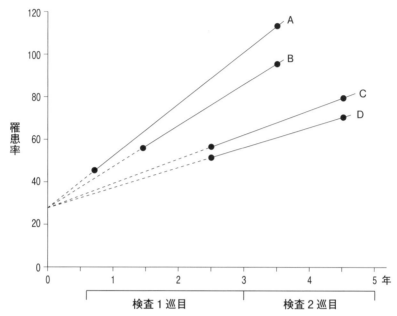

図5　検査1巡目から2巡目にかけての4地区の罹患率の変化

　の罹患率をプロットした（図5）。

　各直線の縦軸との交点 r から各地区の事故時の罹患率（受診者10万人あたりの患者数）を求めることができる。A地区の値は 27.9、B地区は 28.7、C地区は 27.6、D地区は 27.0 で、4地区ともほぼ一点に収斂した（表5）。それらの平均は、27.8 ± 0.5 であった。事故前の「通常発症」には地域差のないことが期待されるが、この結果はそれを裏付けるものである。

　各地区の実際の「通常発症」患者数はそれぞれの受診者数と罹患率 r との積から求めることができる。さらに、受診者数と罹患率（$p - r$）の積から検査1巡目の事故後の患者数を求めることができる。結果を**表5**に示した。A、B、C、D 各4地区の事故前の患者の総数は59人で、事故後は56人となった。合計115人で1巡目検査の患者数に一致した。

表5　1巡目検査における原発事故前後の患者数

検査地区	受診者数	r	事故前患者数	$(p-r)$	事故後患者数	患者数(合計)
A	30.6×10^3	27.9	9(8.5)[a]	17.9	5(5.4)[b]	14
B	98.8×10^3	28.7	28(28.3)[a]	28.0	28(27.6)[b]	56
C	59.7×10^3	27.6	16(16.4)[a]	27.7	17(16.5)[b]	33
D	23.6×10^3	27.0	6(6.3)[a]	23.8	6(5.6)[b]	12
合計	212.7×10^3		59		56	115

[a] カッコ内の数値 = $r \times$ 受診者数$/10^5$
[b] カッコ内の数値 = $(p-r) \times$ 受診者数$/10^5$
[a, b] 小数点以下は四捨五入して整数にした。

　このようにして、検査 1 巡目（先行検査）の事故時 6 ～ 18 歳の受診者数 21 万人のうち 59 人が事故前の原発事故による放射線の影響を受けていない「通常発症」患者数、残り 56 人が事故後に発症した患者数と見積もることができた。

事故後の検査 2 巡目までの各地区の罹患率

　図 5 に示した直線の傾斜から各地区の受診者 10 万人あたりの年間罹患率を求めることができる。4 地域の年間罹患率は、A 地区で 23.9、B 地区で 18.7、C 地区で 11.1、D 地区で 9.5 となり、事故で放出された放射線量に応じた地域差が認められた。D 地区を基準にして A、B、C 各地区の年間罹患率のオッズ比をとると、A 地区は 2.5（95％信頼区間 = 1.2、5.3）、B 地区は 2.0（95％信頼区間 = 0.9、4.4）、C 地区は 1.2（95％信頼区間 = 0.5、2.9）であった。A 地区と D 地区の年間罹患率の差は統計的にも有意であった。

　上の結果は、表 3 の掲げた「県立医大資料」の結果と一致する（「県立医大資料」の値がやや小さいのは、事故時 0 ～ 5 歳の人数を含めているからである）。これらの結果は、原発事故が甲状腺がんの発症に影響していることを明瞭に示している。事故の影響がなければ各地区の罹患率

は等しくなければならない。

　図5の結果は、また、事故後の検査1巡目の患者56人の中に「通常発症」の他に事故による「被ばく発症」が含まれていることを示している。

第5章
原発事故前後の「通常発症」と「被ばく発症」

「通常発症」の罹患率

　原発事故前の甲状腺がんの「通常発症」の罹患率から8歳以上の各年齢の罹患率（年齢あたり受診者10万人あたりの患者数）をそれぞれ求めた。その際、以下の仮定を設けた。

　①事故前の「通常発症」はすべて無自覚性で今回の超音波検査で初めて見つかった。（検査で甲状腺がんと診断された人のほとんど全部は自覚症状がなかった [17]。）

　②罹患率は男女とも等しい。（甲状腺がんは男性に比べて女性の方が多い。しかしながら、今回の福島の小児甲状腺がんの男女比は1：1.5で差は小さかった。）

　③8歳から1齢増すごとに同じ割合で罹患率も増加した。（40ページ図8と41ページ図9を参照のこと。）

　この仮定に基づいて原発事故前後の甲状腺がんの「通常発症」の年齢ごとの罹患率を示す模式図を図6に示した。

　図中の a は、原発事故前の患者が初めて出現する8歳児の甲状腺がんの「通常発症」の罹患率（受診者10万人あたりの患者数）を示す。各年齢の「通常発症」罹患率は、8歳から1齢増すごとに a だけ増加することになる。図6からわかるように、原発事故以前、8歳から18歳までの罹患率の総計は以下のようになる。

$$1a+2a+3a+ \text{———} 9a+10a+11a=66a$$

　先に、事故時の受診者10万人あたりの罹患率を27.8であると算定し

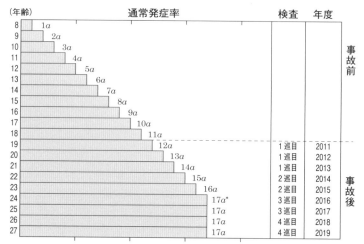

図6　原発事故前後の小児甲状腺がんの「通常発症」罹患率
各年齢の罹患率をバーの右側に示した。
*3巡目から25歳節目検査が開始された。

た。すると、66a = 27.8 になる。ここから、a は 0.42 と計算される。

　a を用いて求めた各年齢の罹患率と 1 巡目検査の受診者数（212,700 人）から事故前の各年齢の「通常発症」の患者数を推定した。結果を表 6 に示す。

表6　事故前の各年齢の「通常発症」推定患者数

年齢	8歳	9歳	10歳	11歳	12歳	13歳	14歳	15歳	16歳	17歳	18歳
罹患率	a	$2a$	$3a$	$4a$	$5a$	$6a$	$7a$	$8a$	$9a$	$10a$	$11a$
（人／10^5）	0.42	0.84	1.26	1.68	2.1	2.52	2.94	3.36	3.78	4.2	4.62
患者数（人）	1	2	3	4	4	5	6	7	8	9	10

　上で求めた罹患率 a は、厚労省などが発表する「罹患率」とは異なることに注意してほしい。通常の「罹患率」は「ある集団で新たに診断されたがんの数を、その集団のその期間の人口で割った値。通常 1 年単位で算出され『人口 10 万人のうち何例罹患したか』で表現される」と

定義されている。

　この定義に基づいた福島の 8 歳児の通常の「罹患率」は $11a$（$=4.6/10^5$）に相当し、10 万人あたり 4.6 人となる。8 歳児の受診者数は 8 歳から 18 歳までの受診者数のおよそ 1/11 だからである。

　一方、厚労省の 2018 年度がん登録では 5 〜 9 歳の甲状腺がん罹患率は 10 万人あたり 0.1 人である[22]。福島では小児甲状腺がんのほとんどは無自覚性であったことになる。

事故後の「通常発症」と「被ばく発症」の算定

　表 2 に示した各検査の受診者数に罹患率を乗じることで当該年度の「通常発症」患者数を算定することができる。各年度の各 4 検査地区における「通常発症」患者数を表 7 に示した。

表 7　事故後の各年度における「通常発症」推定患者数

年　度		2011	2012	2013	2014	2015	2016	2017	2018	2019
検　査		1巡目	1巡目	1巡目	2巡目	2巡目	3巡目	3巡目	4巡目	4巡目
罹患率		$12a^a$	$13a$	$14a$	$15a$	$16a$	$17a$	$17a$	$17a$	$17a$
（人/10^5/年）		5.04	5.46	5.88	6.30	6.72	7.14	7.14	7.14	7.14
患者数	A	[2][b]	[1	2	2][e]	[1	2][g]	[1	1][i]	
	B	[5	5][c]	[6	6][e]	[5	6][g]	[5	5][i]	
	C	[3	3	4][d]	[4	4][f]	[4	4][h]	[3	3][j]
	D	[1	1	1][d]	[2	2][f]	[2	2][h]	[1	1][j]

a　$a=0.42/10^5$/年
b　A 地区で2人の「通常発症」の患者が2011年度の1巡目検査で発見されたと推定。
c　B 地区で10(5+5)人の患者が2012年度の1巡目検査で発見されたと推定。
d　C 地区で10(3+3+4)人、D地区で3(1+1+1)人の患者が2013年度の1巡目検査で発見されたと推定。
e　A 地区で5(1+2+2)人、B地区で12(6+6)人の患者が2014年度の2巡目検査で発見されたと推定。
f　C 地区で8(4+4)人、D地区で4(2+2)人の患者が2015年度の2巡目検査で発見されたと推定。
g　A 地区で3(1+2)人、B地区で11(5+6)人の患者が2016年度の3巡目検査で発見されたと推定。
h　C 地区で8(4+4)人、D地区で4(2+2)人の患者が2017年度の3巡目検査で発見されたと推定。
i　A 地区で2(1+1)人、B地区で10(5+5)人の患者が2018年度の4巡目検査で発見されたと推定。
j　C 地区で6(3+3)人、D地区で2(1+1)人の患者が2018年度の4巡目検査で発見されたと推定。

表7から事故後の検査1巡目から4巡目におけるA、B、C、Dの4地区ごとの「通常発症」患者数の総数を求めることができる。さらに事故後のそれぞれの検査において各検査地区で発見された甲状腺がん患者総数から「通常発症」患者数を減じることで対応する「被ばく発症」が算定できる。結果を表8に示した。

表8 事故後の各検査時における「通常発症」と「被ばく発症」

検査		1巡目			2巡目			3巡目			4巡目	
		総数[a]	通常[b]	被ばく[c]	総数[d]	通常[b]	被ばく[c]	総数[d]	通常[b]	被ばく[c]	総数[d]	通常[b]	被ばく[c]
地区	A	5	2	3	17	5	12	6	3	3	2	2	0
	B	28	10	18	35	12	23	7	7[e]	0	19	10	9
	C	17	10	7	14	8	6	13	8	5	12	6	6
	D	6	3	3	5	4	1	5	4	1	4	2	2
合計		56	25	31	71	29	42	31	22	9	37	20	17

[a] 1巡目検査の事故数の患者総数(表5参照)
[b] 1巡目検査の「通常発症」数(表7参照)
[c] 「被ばく発症」数は(総数−「通常発症」数)から求めた。
[d] 2巡目、3巡目、4巡目検査の患者総数(表2参照)
[e] 3巡目検査で発見された患者数が推定患者数を下回った。(表2と表7参照)

検査1巡目と2巡目では「被ばく発症」数が「通常発症」数を上回っていた。原発事故直後から被ばくによって小児甲状腺がんが発症したことを示している。

次に、原発事故後のA、B、C、Dの4地区ごとの検査1巡目から4巡目までの患者総数に占める「被ばく発症」の割合を求めた。結果を表

表9 事故後の4地区ごとの「被ばく発症」の割合

地区	全患者数[a]	「被ばく発症」数[b]	「被ばく発症」の割合(%)
A	30	18	60.0
B	89	50	56.2
C	56	24	42.9
D	20	7	35.0

[a] 1巡目検査から4巡目検査までの全患者数
[b] 1巡目検査から4巡目検査までの「被ばく発症」数

9 に示した。

　「被ばく発症」の割合は、A 地区（最高線量地域の避難地域）で最も高く、次いで B 地区（高線量地域の中通り）、そして C 地区（中線量地域の浜通り）と D 地区（低線量地域の会津地方）の順になっていた。原発事故による放射性物質の飛散量の多い地域ほど甲状腺がん罹患率が高くなっているのがわかる。

25 歳時の節目の検査

　2017 年度から 25 歳時の節目の検査が開始された。2017 年度から 2020 年度までの節目検査の受診者数と発見された患者数、並びにそれぞれの罹患率（受診者 10 万人あたりの患者数）を表 10 に示した。

表10　25歳時の節目検査（第44回検討委員会資料）

年度	受診者数	患者数	罹患率
2017	2324	2	86.1
2018	2224	4	179.9
2019	1754	5	285.1
2020	1812	2	110.4
合計	8114	13	160.2

　25 歳節目検査の罹患率が他の検査に比べて異様に大きいことが目につく。ここで、受診者全員が 1 巡目からの検査を全て受診し、25 歳で初めて発症したと仮定すると、25 歳の「通常発症」罹患率は 8 歳児のそれ（$11a$）と等しいことになり、10 万人あたり 4.62 人となる。4 回の節目検査全体の受診者は 8114 人なので「通常発症」患者数は 0 人（0.37 人）となる。

　一方、受診者全員が 25 歳になるまで受診せず、25 歳になって初めて受診したとすると「通常発症」罹患率は 7.56（＝$18a$）となり、節目検査全体の「通常発症」患者数は 1 人（0.61 人）となる。

　ここでは全員が25歳で初めて受診したとして、25歳節目検査で発見された患者の13人のうち1人が「通常発症」、12人が「被ばく発症」と見積もった。

結果の総括

　検査1巡目から4巡目ならびに25歳節目検査における「通常発症」ならびに「被ばく発症」の合計患者数を図7に示した。

　成人の甲状腺がんに多数の無自覚性がんの存在がすでに知られていたが[12, 13, 14]、今回初めて小児ならびに若年の無自覚性甲状腺がんが多数

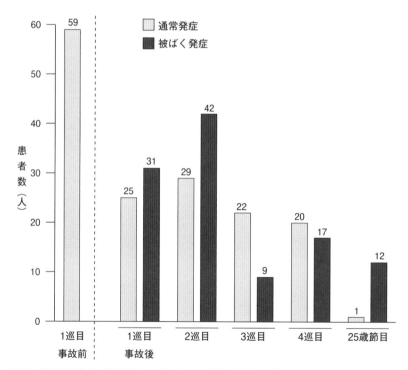

図7　事故前後の「通常発症」ならびに「被ばく発症」
バーの上部の数字は患者数を示す。

存在することが明らかになった。また、小児甲状腺がん患者は 7 歳まで
は認められず、初めて患者が出現する 8 歳児の罹患率は 10 万人あたり
4.6 人であった。厚労省のがん登録による 5 〜 9 歳の甲状腺がん罹患率
0.1 人の 40 倍以上であった (22)。小児甲状腺がんはほとんどが無自覚性
がんであるため原発事故後の甲状腺検査までクリニックや病院を訪れる
ことはなかったことを示している (17)。

　一方で、検査 1 巡目（先行検査）の解析で、原発事故直後に「通常発
症」を上回る放射線被ばくによる甲状腺がんの「被ばく発症」が多数発
生していたことが判明した。しかも、原発事故による放射性物質の飛散
量の多い地域の順に甲状腺がんの罹患率が高くなっていた。原発事故が
甲状腺がん発症に影響したことは逃れようのない事実である。

　検討委員会や環境省が 1 巡目検査で発見された甲状腺がんの全てが
「通常発症」であると主張する根拠の一つとして、チェルノブイリ事故
では小児甲状腺がんが事故後 4 〜 5 年後から発生したとする報告を挙げ
ている。環境省「放射線による健康影響等に関する資料」（2022 年 2 月
24 日更新、文献 23）に以下の記事が掲載されている。

　「国連科学委員会（UNSCEAR）による『UNSCEAR 2000 年報告書』
によると、ベラルーシやウクライナでは、事故後 4 〜 5 年ごろから小児
甲状腺がんが発生し始め、15 歳未満の甲状腺がん罹患率は、1986 〜
1990 年の 5 年間に比べ、1991 〜 1994 年は 5 〜 10 倍に増加しました。」

　ところが、2011 年に刊行された「ロシア政府報告書」によると、チェ
ルノブイリ原発事故（1986 年）の 1 年後（1987 年）にすでに甲状腺が
んが増加していた (24, 25)。環境省や検討委員会はこの報告書の存在を知
りながらいまだに無視し続けている。

　福島の甲状腺検査で発見された小児甲状腺がんの原因について二つの
異なる意見があることは冒頭に紹介した。一方は「被ばく多発説」で、
検査で見つかった甲状腺がんのほとんどは放射線被ばくによって発症し
たとする意見である (9, 10, 26, 27)。他方は「スクリーニング多発見説」で、

放射線被ばくとは無関係に発症した甲状腺がんを超音波検査によるスクリーニングで見つけたとする意見である [11、19、23、28]。両者は、いま、鋭く対立している [29、30]。

　しかしながら、本書で見て来たように、前者の見解は、予想以上に多く存在する小児甲状腺がんの「通常発症」を無視している。今回の福島の甲状腺超音波検査は事故時18歳以下全員を検査対象にした。このような検査で発見される「通常発症」の規模が、がん登録から得られる「通常発症」の規模を超えることは容易に想像されることである。検査方法の異なる結果を相互に比較することは、もともとできないことであった。

　他方、後者の見解は、明らかに存在する「被ばく発症」を無視している。すべてが「通常発症」であるなら、検査2巡目でなぜ地域差が出るのか。4地域で発症率は同じであってしかるべきである。また、検査2巡目で71人、3巡目では31人、4巡目で37人、25歳節目検査で13人の甲状腺がん患者が見つかっている。検査2巡目の数値が高いのはなぜか。25歳節目検査の罹患率が他と比べて異様に大きいのはなぜか。「被ばく発症」を無視したスクリーニング多発見説では説明不能である。

第6章
福島小児甲状腺がんをめぐる
二つの出来事

　福島の小児甲状腺がんをめぐって、2022年初めに、二つの事件が起きた。一つは元首相5人の欧州委員会への1月27日付の手紙であり、もう一つは「311子ども甲状腺がん裁判」である。

元首相5人の欧州委員会への手紙

　脱炭素社会の実現を目指す欧州委員会は、2022年初め、原子力および天然ガス発電について環境にやさしい「グリーンエネルギー」として認める方針を明らかにした。委員会は2023年の発効を目指しているが、脱原発を推進するドイツやオーストリアなど一部の欧州連合（EU）加盟国は激しく反発している。

　このような動きに対して小泉・細川・菅・鳩山・村山の5人の元首相が欧州委員会に原発使用を止めるように要請した手紙を送った。その手紙の中に福島原発事故に触れた次のようなくだりがあった。「私たちはこの十年間、福島での未曽有の悲劇と汚染を目の当たりにしてきました。何十万人という人々が故郷を追われ、広大な農地と牧場が汚染されました。貯蔵不可能な汚染水は今も増え続け、<u>多くの子どもたちが甲状腺がんに苦しみ</u>、莫大な国富が消え去りました」（下線、筆者）。

　原発事故を経験した日本の元首相として当然の要請である。ところが、文中の「多くの子どもたちが甲状腺がんに苦しみ」の文言に内堀福島県知事、山口環境大臣、高市自民党政調会長が嚙み付いた。この文言は「福島県の子どもに放射線による健康被害が生じているという誤った

情報を広め、いわれのない差別や偏見を助長する。福島県の専門家会議や国連科学委員会は甲状腺がんに事故の影響はないとしている 」と非難したのである。

衆院予算委員会でも、日本維新の会の足立議員がこの文言を取り上げ、岸田首相は、手紙の文章は「適切ではない」と答弁した。

先に挙げた環境省の「放射線による健康影響等に関する資料」[23] に、原発事故による甲状腺がんの「被ばく発症」を否定する検討委員会の「中間とりまとめ」（2016 年 3 月）や評価部会の「部会まとめ」（2019 年 6 月）、国連科学委員会（UNSCEAR）の「2020 報告書」などが紹介されている。

福島県や国は原発事故による甲状腺がんの「被ばく発症」を絶対に認めない、というわけである。

「311 子ども甲状腺がん裁判」

2022 年 1 月 27 日、原発事故当時 6 ～ 16 歳で、事故後の検査で甲状腺がんと診断された 6 人が、被ばくでがんが発症したとして、東電に賠償を求める訴訟を東京地裁に起こした。弁護団は因果関係について以下のように主張している [31]。

「小児甲状腺がんは 100 万人に 2 人程度の希少ながんであるが、チェルノブイリ原発事故後に多発し、IAEA などの国際機関も事故との因果関係を認めている。このため、国は福島原発事故後、当時 18 歳以下だった子ども 38 万人を対象に甲状腺スクリーニング検査を開始し、現在までに 300 人近い子どもが甲状腺がんと診断されている。これについて、国や福島県は、通常より数十倍多いとしながらも、福島原発事故による被ばく線量は、チェルノブイリと比べてはるかに低い等として、被ばくとの因果関係を否定。精密な検査により、治療の必要のないがんを多数見つけている「過剰診断」が起きているとの可能性を指摘する。し

かし、

①原告らは全員相当量の被ばくをしたこと

②甲状腺がんの明らかな危険因子は放射線被ばくであること

③原発事故後の福島で小児甲状腺がんが多発していること

④原告らは全員乳頭がんであること（遺伝性が認められているのは髄様がんのみ）

⑤原告らの甲状腺がんは進行して手術、再手術に至ったのであって、ラテントがん（潜在がん）ではないこと

などから、原告が甲状腺がんを発症したのは、東京電力の事故が原因である蓋然性が極めて高い。したがって、被告側で、原告らのがんが被ばく以外の原因によるものであることを立証しない限り、原告らのがんの原因は事故による被ばくであると認められるべきである。」

　本書に示したように、福島の甲状腺検査で見つかった小児甲状腺がんには予想に反して多数の「通常発症」が含まれていた。原告らの主張する100万人に数人は明らかに過小評価であった。しかしながら、原発事故によって小児甲状腺がんが多数発症したことも事実である。

　一般に訴訟上の因果関係の立証は「特定の事実が特定の結果発生を招いた高度の蓋然性」を証明することとされている。しかし、公害訴訟の判決では、原告住民側が公害物質によって健康被害を生じた蓋然性を証明すれば、被告企業側がそれ以外の原因を証明しない限り、因果関係を認めるという判断が積み重ねられてきた。

　福島原発事故後に発見された小児甲状腺がんには事故前後に発症した「通常発症」が含まれている。しかしながら原発事故によってかなりの割合の「被ばく発症」が存在する。甲状腺検査によって発見された甲状腺がん患者が「通常発症」なのか「被ばく発症」なのか特定することはできない。それゆえ、全ての患者を救済することを原則としなければならない。

付録 1 インタビューに答えて

　雑誌『アジェンダ』は 2022 年 3 月 15 日発行の第 76 号（2022 年春号）で「ＳＴＯＰ！　原発・気候危機」の特集を組んだ[32]。筆者は編集員の藤井悦子氏から福島の小児甲状腺がんについてのインタビューを申し込まれた。たまたま本書で示した論考をまとめていたところであったのでインタビューに応じた。『アジェンダ』誌のご好意でここにインタビュー記事を転載する。タイトルは「福島での小児甲状腺がん多発は原発事故による被ばく発症であることは明らかです。」である。記事の中で、本文と同じ図表が使われている場合、本文掲載ページと図表番号を記した。用語は本文と統一するようにし、引用文献も示した。また、読みやすくするため文章を整えた箇所がある。

聞き手　『アジェンダ』編集員　藤井悦子　（2022 年 1 月 26 日）
　　　　福島県では、2011 年 3 月 11 日時点で 19 歳未満だった子どもたち全員を対象に甲状腺検査が続けられています。2011 年 10 月に先行検査が始まって以降、2020 年からは 5 巡目の検査が進められています。すでに 4 巡目検査までに 253 人（2020 年 3 月まで）もの甲状腺がん（疑いを含む）が見つかっています。ところが、福島県や UNSCEAR（国連科学委員会）などの国際機関は福島原発事故による放射線との因果関係を一切認めようとしません。「福島では放射線による健康被害は一切ない」という主張を続けているのです。福島で多発する小児甲状腺がんについて、『アジェンダ』52 号[33]でもお話をうかがった宗川吉汪さんに、改めてオンラインでお話をうかがいました。

福島県立医大データが明らかにしている「被ばく発症」

　昨年、私が代表をしていた「福島原発事故による甲状腺被ばくの真相を明らかにする会」でパンフレットを出しました。その冒頭で取り上げた表をみてください（18 ページの表 3）。これは 2014 年度と 2015 年度の 2 年間に行われた 1 回目の本格検査の小児甲状腺がんの罹患率を示しています。先行検査（1 巡目検査）では 115 人の甲状腺がん患者が見つかりましたが、その後の本格検査（2 巡目検査）では 27 万人が受診し、71 人の甲状腺がん患者が見つかりました。この表は、検査した福島県立医大が資料として福島県「県民健康調査」検討委員会と「甲状腺検査評価部会」に報告したデータです。そこでは罹患率を、放射線量の最も高い避難区域 13 市町村、次に高い中通り、中間線量の浜通り、低線量の会津地方の 4 つの区域に分けて示しています。一人ひとりについて、先行検査から本格検査までの時間がわかっていますから、県立医大は年間 10 万人当たりの罹患率を出しました。このデータは 2017 年 11 月に開催された評価部会の会合で配布されましたが、小児甲状腺がんの罹患率が被ばく線量に応じて並んでいるのが分かります。そうであれば、普通、被ばくで発症したことを示すデータと考えるはずです。「小児甲状腺がんの発症には、被ばく線量による地域差があったことから、がんは原発事故で飛散した放射線で発症した」と結論されるものと思われました。ところが評価部会はこのデータを自ら否定したのです。彼らの基本的スタンスは、「放射線で発病した人はいない」です。だからこんなデータは認められない。それで、2019 年 6 月の甲状腺検査評価部会で「4 地域で比較した場合においては、差があるようにみえるが、それには検査実施年度、先行検査からの検査間隔など多くの要因が影響しており、それらの要因を考慮した解析を行う必要がある」として、「現時点においては、甲状腺検査本格検査（検査 2 回目）に発見された甲状腺がんと放射線被ばくの間の関連は認められない」とする「部会まとめ」を

発表したんです。この結論を検討委員会も追認しました。

　これを"学術的"に補完したのが福島県立医大の大平哲也氏を中心にしたグループの論文です[28]。大平氏は評価部会の部会員でもありますが、「被ばく量と発症率と人数を評価すると関係はない」という、県立医大資料を否定する内容の論文を国際疫学専門誌『エピデミオロジー』の2019年11月号に発表しました。個人外部被ばく線量は甲状腺がんの発生率とは関係がなかった、地域外部被ばく線量は甲状腺がんのリスクの増加と関連がなかった、むしろ関係があったのは肥満であった、と結論づけたんです。そこで論文を書いた大平氏と県立医大に対して公開質問状を出しましたが、その返事は「論文に書いたとおりだ」というだけでした。

　私は、今、上の県立医大のデータを元にして、「このデータから被ばく発症を認めないのはおかしい。原発事故による被ばくと甲状腺がんの関連性は明らかだ」ということを基本スタンスとして、広く訴えているところです。

福島県「県民健康調査」検討委員会のデータからわかること

　これまでの甲状腺検査の結果からわかったことは、0歳から7歳までは患者ゼロということです。知り合いの小児科医から「小さい子どもで甲状腺がんの発症なんてないんだよ」と言われたことがあります。だけど「チェルノブイリではいるのではないか？」と尋ねたら、「あれは被ばく当時の年齢だから違う」ということでした。だから私は8歳以上だけを対象に県立医大のデータを解析し直してみました。

　原発事故後の福島の子どもたちの甲状腺検査は次の4つの区域に分けて行われています。最高線量地域の避難区域13市町村（A）、高線量地域の中通り14市町村（B）、中線量地域でAとB以外の浜通り3市町村と中通り14市町村（C）、低線量地域の会津地方17市町村（D）の4

つです（11 ページの図 2 参照）。

　甲状腺検査では 1 巡目（先行検査）から 4 巡目（本格検査 3 回目）までのデータが出ています（17 ページの**表 2** 参照）。A 地域の先行検査は2011 年 10 月から翌年 3 月まで検査したので、経過年を検査期間の中間をとって 0.75 年としました。同様に B は 1.5 年、C と D は 2.5 年です。甲状腺がん患者は、1 巡目検査で、A、B、C、D の順に 14、56、33、12 人見つかりました。それを 10 万人当たりで計算すると、A は 45.8 人、B は 56.7 人、C は 55.3 人、D は 50.8 人になりました。つまり罹患率はほとんど一緒で地域差がない。だから検討委員会は中間報告で「被ばくによる発症はない」としたのです。

　ところが 2 巡目検査（1 回目本格検査）は異なりました。患者数は A、B、C、D の順に 17、35、14、5 人でした。1 巡目の先行検査からの経過年は A が 2.75 年、B、C、D がそれぞれ 2 年です。検討委員会のデータを元に 10 万人当たりの患者数を推計し、経過年で割って年当たりの地域別の罹患率を導きました。A は 23.9、B は 18.7、C は 11.1、D は 9.5 になりました。これは先に示した県立医大の表（18 ページの**表 3** 参照）に相当するものですが、数字が若干違うのは県立医大が 0 歳からを対象にしているのに対し、私は 8 歳以上にしているためです。甲状腺がんの罹患率の結果はやはり、被ばく線量に応じて A、B、C、D の順でした。事故によって放出された放射線による被ばく発症と言わざるを得ません。

先行検査結果から推測される「通常発症」について

　先行検査でみつかった患者の中に事故前の発症、つまり事故とは無関係の「通常発症」が含まれているかいないかを検討しました。

　私の知り合いでは事故前の発症はゼロだと言う人が多い。それは今までのがん登録では小児甲状腺がんは 100 万人に 1 人か 2 人ですから、検

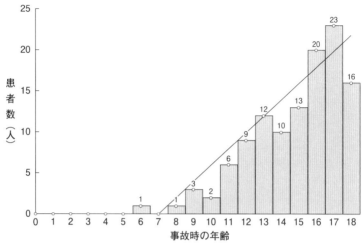

図 8　福島小児甲状腺がんの年齢分布
各バーの上に患者数を示した。

査の対象者が 38 万人なら「通常発症」は見つからないというわけです。ところが福島県の検討委員会は逆に、全部が原発事故とは無関係の「通常発症」だと言っています。見解が真っ向から対立しているのです。

　先行検査の結果が出たとき、これらすべてが「被ばく発症」だと私はすぐには断定できませんでした。検討委員会が示した年齢別の患者数のデータを見てください（図 8）。

　横軸は事故時の年齢であるため、それぞれの子どもたちの人口はおおよそ一緒で、縦軸は罹患率を表すことになります。図には 6 歳の患者が 1 人いますが、検査時では 8 歳です。図にあるように、7 歳から線を引くとほぼ右上がりの直線になります。もし、甲状腺がんの発症が被ばくの影響で、3・11 以前には 1 人もいないとしたら、罹患率はむしろ低年齢の方が高くなってもいい。チェルノブイリでは年齢が低いほうが放射線に対する感受性が高い、危険性が高いと言われていたわけです。だけどそうなっていない。そのため先行検査の結果には、事故後の「被ばく

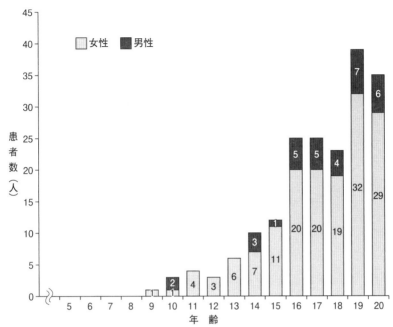

図9　若年性甲状腺がんの年齢分布

発症」が含まれるが、多くは事故前の「通常発症」を示すものではない
かと思ったのです。

　さらに杏林大学の菅間博氏が、事故前に、甲状腺を専門に扱っている
福島県立医大病院、筑波大学病院、伊藤病院、隈病院の20歳以下の若
年性甲状腺がん185症例の年齢分布を調査した論文があるのですが [34]、
その結果は先行検査とよく似ています（図9）。このことからも先行検
査には事故前の「通常発症」が含まれていると考えたわけです。

「通常発症」した子どもの数の推計

　「通常発症」はどのくらいなのか、推計してみました。22ページに示
した図5を見てください。横軸は原発事故からの経過年、縦軸は罹患

率（受診者10万人あたりの患者数）を表しています。それぞれの点は
A、B、C、D各区域の1巡目と2巡目の10万人当たりの罹患率です。
最初の点が1巡目の罹患率、次の点が1巡目と2巡目の累計で、2巡目
時点での罹患率を表します。罹患率の直線の傾きは明らかにAが高く
て、B、C、Dの順に低くなることがよくわかります。これらの線を左
の原点に延ばして、2011年3月の事故の始まった時点と交差する数値
を求めました。この数値は事故時点での罹患率を表すことになります。
すると私も驚いたのですが、4つの線の数値がほぼ一緒になったのです。
平均すると10万人当たり27.8人になりました。事故当時6歳から18
歳の受診者数が21万2679人でしたから、これを掛けて全部で59人だ
と推計しました。115人のうちの59人は事故前の発症の「通常発症」
だと考えられます。残りの56人が事故後の発症で、ここには「通常発
症」も「被ばく発症」も両方含まれているはずです。

　それでその59人から、8歳以降各年齢の「通常発症」罹患率を求め
たわけです。細かい計算方法はここでは省略しますが、8歳から18歳
までの各年齢、男女ともに等しい割合で罹患率が増加するとしました。
すべて自覚症状がなく、検査の始まる18歳までクリニックや病院を訪
問しなかったと見られるからです。そして先ほどの10万人当たり27.8
人という数値から、各年齢の新規罹患率は受診者10万人当たり1齢当
たり0.42人と見積もることができました。

　次に、事故後の「通常発症」も事故前と同じ頻度で発症するとみなし
て、事故後の「通常発症」罹患率を求め、そこから事故後の「通常発
症」数を算出し、発見された全患者数から「通常発症」数を差し引いて
「被ばく発症」患者数を出しました。それらをまとめたものを表8（28
ページ）ならびに図7（30ページ）に示しました。これを見て、検査1
巡目と2巡目で被ばくによって発症した甲状腺がんが多く発見されたこ
とがわかります。3巡目と4巡目ではそれがぐっと減っている。でも
「通常発症」の数値はあまり変わっていません。

　もちろん原発事故後の「通常発症」にも放射線の影響があるかもしれず、考慮すべき問題はまだまだあるのです。福島県立医大の人たちなら、具体的な個人名も履歴も全部わかっていますから、もっと正確な解析が可能なはずです。

過剰診断論への批判

　今回明らかにした「通常発症」と過剰診断論とを混同すべきではありません。過剰診断論を唱える人は、「被ばく発症」は全くないと主張する。これは大問題です。また、たとえ「被ばく発症」があっても、こんなものは病気じゃない、ほっとけばよかったんだ、調べなきゃよかったと、とんでもないことを言う。

　そもそも福島の原発事故は多数の小児甲状腺がんの「被ばく発症」があったチェルノブイリ事故の後ですから、福島の子どもたちは当然調べなければいけなかった。放置するなんて考えられない。結果として、潜在がんも見つけたと言うなら、それはあり得ることで、見つけたからいけないと言うのはおかしい。今、福島で手術を受けている子どもたちには転移が見つかっています。「被ばく発症」と「通常発症」では、病状が違う可能性がある。しかし、誰が「通常発症」で、誰が「被ばく発症」かなんて区別できません。区別がつかないのだからすべてを救済するのが当然です。すべてが「被ばく発症」だと証明できなかったら救済できないなんてありえない。広島、長崎の場合でも「黒い雨」に当たったかどうかではなく、その地域にいたかどうかが問題なのです。

「文明論」への関心

　福島では私の知り合いも含め大人の甲状腺がんや心疾患などで亡くなる人が増えています。IAEA や ICRP など国際機関がチェルノブイリ事

故でも放射線で起きた病気として認めているのは小児甲状腺がんだけです。甲状腺がん以外の被ばくによるものと考えられるさまざまな健康への影響を示したウクライナの報告書がありますが[5]、国際機関はそれらをすべて否定します。事故の影響による心理的な気の病から病気になったんだ、あるいは生活が変わったことによるストレスだ、だから放射線のせいではない、そう言うのです。日本の、放射線防護の専門家は、ほとんど全部向こう側です。

　国際機関や政府が低線量被ばくの健康への影響を認めないのは、核兵器も絡んでいると思います。核兵器を開発したい、保持したい、使いたい。核兵器は熱線の兵器であり、放射能の兵器ではない、だから残虐な生物化学兵器でない、というのが彼らの基本的なスタンスなのです。

　その意味では、昨年の「黒い雨」訴訟の政府の上告断念は大きな出来事です。でも彼らの基本的スタンスが変わったわけではない。今度のコロナも含めて、私は最近、「文明論」をしっかり議論しなければいけないと思っています。気候危機、原発、原水爆、放射能、ウイルス感染、新自由主義、世界の覇権主義、これらを本当に我々人類の生存と絡めて議論しないといけない。そうしないと何回も同じことが繰り返される。全部ひっくるめて、こんな人類社会でいいのかを問う。福島の原発事故はその象徴のような気もしてるんです。

付録 2 「キンカン」配布ビラ

　京都では毎週金曜日夕方、JR 京都駅前にある関西電力京都支店前で有志による原発稼働に対する抗議行動が行われている。誰言うともなく「キンカン」行動と称せられている。主催者はなく、参加者がそれぞれ思い思いの原発反対の意思を表明している。ある人はゼッケンをつけて黙って立っている、あるいは座っている、ある人はマイクで原発反対のシュプレヒコールをしている、それに唱和する人もいる。筆者はその時々の思いを記した A4 のビラ 1 枚を参加者と通行人に配布している。2022 年 7 月 1 日（金）のキンカンで、以下の内容のビラを配布した。

反核運動（核兵器反対・原発反対）の原点─「被ばくの恐怖」

　日本の反核運動（核兵器反対・原発反対）の原点に「被ばくの恐怖」がある。その源泉は、ヒロシマ・ナガサキ、ビキニ、そしてフクシマの体験である。

　原爆死没者は広島で 33 万人、長崎で 19 万人にのぼる。原爆投下の 1945 年 8 月の死者は広島 14 万人、長崎 7 万人と言われる。その後今日まで、放射能に被ばくした多数のヒバクシャが犠牲になった。1954 年 3 月 1 日のビキニにおけるアメリカの水爆実験で第五福竜丸乗組員 23 人が被ばくし、久保山さんが放射能症で死亡した。その後、乗組員の多くががんなどで死亡した。ビキニでは 1000 隻、1 万数千人が被ばくしたと言われるが全貌は不明のままだ。しかし一方、ビキニ事件は世界の原水爆禁止運動に火をつけた。

　2011 年 3 月 11 日の東電福島第一原発事故で福島県民の多くが被ばくを恐れて避難した。10 年経った 2021 年 1 月でも 6 万 7 千人に上るという（河北新報 2021.1.31）。原発事故被害の第一は放射能に晒されること

だ。被ばくによる病気発症だけでなく、病気発症の恐怖も被害だ。被ばくこそ原発災害の被害の本質である。被ばくからの避難は権利だ。

　原爆の炸裂で発生した強大な熱線と爆風が一瞬にして多数の命を奪った。同時に発生した放射能が長年にわたって人々をジワジワと殺していった。「悪魔の兵器」と言われる所以である。ところがアメリカはじめ核保有国は、核兵器を「使える兵器」にするため放射能の影響を無視することに躍起になってきた。核の「平和利用」も推進してきた。

　「平和利用」の原発に事故が起き、放射能被害が起きたとなれば人々の「核アレルギー」が再び刺激され、核兵器は「使えない兵器」になる恐れがある。一方で福島「復興」の妨げにもなる。その事態は何としても避けたい、それが核保有国の、日本政府と福島県の強い願望だ。そのために世界中の科学者を総動員して核の放射能被害を消し去る努力を重ねている。

　福島小児甲状腺がんの発症に被ばくが関わっていることを国連科学委員会はじめ福島の専門家会議、日本政府、福島県は絶対認めないだろう。甲状腺がんの被ばく発症が明らかになれば核被害の本質が暴かれ、「核の平和利用」の欺瞞が暴かれ、核兵器廃絶運動につながり、福島「復興」の妨げにもなりかねない。ここに世界の核保有国と日本の核願望勢力、加えて日本政府と福島県の利害が一致する。福島の患者を救うため、世界から「被ばくの恐怖」をなくすため、福島甲状腺がんの被ばく発症はかならず明らかにされなければならない。

おわりに

　原発事故で発生した膨大な核物質が環境を放射線で汚染する。巨大な公害以外の何ものでもない。核公害・核災害による被害の第一は放射能に晒されることである。被ばくによって病気になるだけでなく、病気になるかもしれない恐怖も被害である。病気発症の苦しみと病気発症の恐れを強いる被ばくこそ核災害の被害の本質である。被ばくによる苦痛・恐怖を強いられている人、それが「ヒバクシャ」である。

　原発事故で「原発安全神話」は崩壊した。しかしかわりに「放射能安全神話」が登場した。その下で、現在、被ばく安全論が喧伝され、福島原発事故避難者の帰還促進や原発再稼働が進められている。福島における小児甲状腺がんの「被ばく発症」の解明が「神話」の核心部分を突き崩すことになるだろう。「放射能安全神話」は放射能被ばくから人びとの目をそらし、ヒバクシャを愚弄し人権を侵害する。しかし、事実を誤魔化し、人を惑わす「神話」は必ず滅びる。

　福島の小児甲状腺がんが、原発事故の放射能によって発症したわけではないという主張、それが「放射能安全神話」の核心部分にある。しかしながら、本書で示したように、その主張はいまや崩壊している。甲状腺がんの「被ばく発症」の事実が「神話」に止めを刺すことになるだろう。科学的事実を誰も否定できない。いま、われわれに課せられた責務は、甲状腺がんの「被ばく発症」の事実を広く世に知らせることである。事実が承認されたとき「放射能安全神話」は崩壊する。

　2014年5月に大飯原発運転差止めを命じた福井地裁の樋口英明裁判長は、原発事故は人格権への侵害である、と明快に断じた。被ばくは人格権の侵害以外の何ものでもない。すべての人は被ばくから逃れる権利

がある。原発事故による被ばくの被害を否定するのが「放射能安全神話」である。「神話」の唱道者たちは被害者の人格権を否定する者として裁きを受けることになるだろう。

　福井県小浜の明通寺住職の中嶌哲演さんは、長年にわたり、広島・長崎の被ばく者支援そして原発設置反対運動に携わってきた。2020年3月8日放映のNHKの「こころの時代」で、「隠れ病む人々と歩む」という話をした。その中で、「ヒバクシャ」が自分たちを「隠れ病む身」と呼ぶ姿に衝撃を受けた、と語った。それが中嶌さんの反核運動の原点にあるというのだ。広島や長崎で被ばくして病気になり世間の目から逃れるように故郷に帰って戦後を生きて来た人々、彼らを何とか支援したい、それが核兵器と原発に反対する原点だ、というのである。

　福島原発事故で甲状腺がんを発症した人たちと広島・長崎の「隠れ病む身」の人たちはすっかり重なる。福島の被ばく者もなかなか声を上げることができない「隠れ病む身」であった。10年過ぎてようやく6人の若者が勇気をふるって「ヒバクシャ」に脱皮した。「311子ども甲状腺がん裁判」で声をあげた原告の願いは、同じ境遇の300人近い若者たちが自分たちと同じように苦しんでいる、誰かが声を上げればその人たちの希望になる、そしてできればその人たちとも一緒に闘いたい、というのである。

　原発事故に遭遇して甲状腺がんに苦しまなければならなくなった人々の救済なしに原発反対運動はない、と信じている。福島小児甲状腺がん「被ばく発症」の実態解明がその目的に幾分なりとも貢献できれば望外の喜びである。

引用文献

⑴ 宗川吉汪『福島甲状腺がんの被ばく発症』（文理閣、2017）

⑵ Suzuki, S. Childhood and adolescent thyroid cancer in Fukushima after the Fukushima Daiichi Nuclear Power Plant accident: 5 years on. *Clin. Oncol.,* **28,** 263-271 （2016）

⑶ Kazakov, V.S.; Demidchik, E.P.; Astakhova, L.N. Thyroid cancer after Chernobyl. *Nature,* **359,** 21 （1992）

⑷ Shibata, Y.; Yamashita, S.; Masyakin, V.B.; Panasyuk, G.D.; Nagataki, S. 15 years after Chernobyl: new evidence of thyroid cancer. *Lancet,* **358,** 1965-1966 （2001）

⑸ A.V. ヤブロコフ他：『調査報告 チェルノブイリ被害の全貌』（星川淳監訳、岩波書店、2013）

⑹ Yasumura, S.; Hosoya, M.; Yamashita, S.; Kamiya, K.; Abe, M.; Akashi, M.; Kodama, K.; Ozasa, K.; Fukushima Health Management Survey Group. Study protocol for the Fukushima health management survey. *J. Epidemiol.,* **22,** 375-383 （2012）

⑺ 福島県「県民健康調査」検討委員会 https://www.pref.fukushima.lg.jp/site/portal/kenkocyosa-kentoiinkai.html

⑻ 甲状腺検査評価部会 https://www.pref.fukushima.lg.jp/site/portal/kenkocyosa-kentoiinkai-b.html

⑼ Tsuda, T.; Tokinobu, A.; Yamamoto, E.; Suzuki, E. Thyroid cancer detection by ultrasound among residents ages 18 years and younger in Fukushima, Japan: 2011 to 2014. *Epidemiology,* **27,** 316-322 （2016）

⑽ 津田敏秀「甲状腺がんデータの分析結果―2016年6月8日第23回福島県『県民健康調査』検討委員会発表より」『科学』88 巻 8 号 797-805 （2016）

⑾ 「県民健康調査における中間取りまとめ」https://www.pref.fukushima.lg.jp/uploaded/attachment/158522.pdf

⑿ 草刈潤・飛田忠道・藤平一也・遠藤慶子・村下秀和・中川暁子・原晃・植野映「過去 10 年間に当科外来で診断した無自覚性甲状腺癌症例について」『耳鼻咽喉科展望』42 巻 Supplement 1 号 113-117 （1999）

⒀ Davies L,; Welch H.G. Increasing incidence of thyroid cancer in the United States, 1973-2002. *Journal of American Medical Association,* **295,** 2164-2167 （2006）

⒁ Ahn H.S,; Kim H.J,; Welch H.G. Korea's thyroid cancer "epidemic"-screening and overdiagnosis. *New England Journal of Medicine,* **371,**1765-1767 （2014）

⒂ 福島県放射能測定マップ　http://fukushima-radioactivity.jp/pc/

⒃ 岩舘学・松本佳子・塩功貴・鈴木聡・水沼廣・鈴木眞一「小児若年者甲状腺癌の遺伝子変異」『日本内分泌・甲状腺外科学会雑誌』38 巻 3 号 175-179（2021）

⒄ 3・11 甲状腺がん子ども基金「原発事故から 10 年　いま、当事者の声をきく―甲状腺がん当事者アンケート　105 人の声―」https://www.311kikin.org/wp-311kikin/asset/images/pdf/questionnaire2021.pdf

⒅ 福島県立医科大学 放射線医学県民健康管理センター「資料」https://www.pref.fukushima.lg.jp/uploaded/attachment/244313.pdf

⒆ 甲状腺検査本格検査（検査 2 回目）結果に対する「部会まとめ」https://www.pref.fukushima.lg.jp/uploaded/attachment/339634.pdf

⒇ 宗川吉汪「日本の『放射線安全神話』」『日本の科学者』56 巻 1 号 24-29（2021）

(21) 宗川吉汪「原発事故と小児甲状腺がんは本当に無関係か」『政経東北』50 巻 3 号 38-41（2021）

(22) 厚生労働省健康局がん・疾病対策室「平成 30 年　全国がん登録罹患数・率報告」

(23) 環境省「放射線による健康影響等に関する資料」http://www.env.go.jp/chemi/rhm/resources.html

(24) 松尾亮「『チェルノブイリ被災国』の知見は生かされているのか――『ロシア政府報告書』から読み解く甲状腺癌の実態」『世界』（岩波書店、2016 年 3 月号、101-106）

(25) 日野行介・松尾亮『フクシマ 6 年後　消されゆく被害』（人文書院、2017）

(26) Yamamoto, H.; Hayashi, K.; Scherb, H. Association between the detection rate of thyroid cancer and the external radiation dose-rate after the nuclear power plant accidents in Fukushima, Japan. *Medicine*（*Baltimore*）, **98**, e17165（2019）

(27) Kato, T. Area dose response of prevalent childhood thyroid cancers after the Fukushima nuclear power plant accident. *Clin. Oncol. Res.,* **2**, 1-7（2019）

(28) Ohira, T.; Ohtsuru, A.; Midorikawa, S.; Takahashi, H.; Yasumura, S.; Suzuki, S.; Matsuzuka, T.; Shimura, H.; Ishikawa, T.; Sakai, A., *et al.* External radiation dose, obesity, and risk of childhood thyroid cancer after the Fukushima Daiichi Nuclear Power Plant accident: The Fukushima health management survey. *Epidemiology,* **30**, 853-860（2019）

(29) Yamamoto, H.; Hayashi, K.; Scherb, H. A comment on: 'Absorbed radiation doses in the thyroid as estimated by UNSCEAR and subsequent risk of childhood thyroid cancer following the Great East Japan Earthquake'. *J. Radiat Res.,* **62**(3), 420-424（2021）

(30) Ohira, T.; Shimura, H.; Yasumura, S.; Yokoya, S.; Ohto, H.; Kamiya, K. Response to the Letter to the Editor: 'Absorbed radiation doses in the thyroid as es-

timated by UNSCEAR and subsequent risk of childhood thyroid cancer following the Great East Japan Earthquake', by Ohira *et al.* *J. Radiat. Res.,* **62**(3), 425-426 (2021)

(31)「３１１子ども甲状腺がん裁判」記者レク資料東京地裁司法記者クラブ（2022 年 1 月 19 日）

(32) インタビュー：宗川吉汪さん「福島での小児甲状腺がん多発は原発事故による被ばく発症であることは明らかです」『アジェンダ』第 76 号（2022 年春号）

(33) インタビュー：宗川吉汪さん「福島原発事故と小児甲状腺がん」『アジェンダ』第 52 号（2016 年春号）

(34) 菅間博「小児甲状腺癌の病理組織学的特徴、特にびまん性硬化型乳頭癌に着目して」『内分泌甲状腺外会誌』30 巻 4 号 281-286（2013）

著者紹介

宗川吉汪（そうかわ　よしひろ）

1939 年生まれ
東京大学理学部生物化学科卒　理学博士
京都工芸繊維大学名誉教授
ライフサイエンス研究事務室主宰
専門：生命科学
単著：『生命のしくみ 11 話』（新日本出版社　2004）
　　　『遺伝子・性・誕生』（新日本出版社　2006）
　　　『福島甲状腺がんの被ばく発症』（文理閣　2017）
共著：『自然の謎と化学のロマン（下）生命と人間・編』（新日本出版社　2003）
　　　『福島原発事故と小児甲状腺がん―福島の小児甲状腺がんの原因は原発事故
　　　だ！』（本の泉社　2015）ほか
訳書（共訳）：『ホートン生化学　第 5 版』（東京化学同人　2013）

福島小児甲状腺がんの「通常発症」と「被ばく発症」

2022 年 8 月 25 日　　第 1 刷発行

著　　者　　宗川吉汪

発行者　　黒川美富子

発行所　　図書出版　文理閣
　　　　　　京都市下京区七条河原町西南角 〒600-8146
　　　　　　電話 (075) 351-7553　FAX (075) 351-7560
　　　　　　http://www.bunrikaku.com

印刷所　　新日本プロセス株式会社